OBSERVATIONS
CHIRURGICALES

COMMUNIQUÉES

A LA

SOCIÉTÉ DE MÉDECINE DE VAUCLUSE

PAR LE

Dr PAMARD

CHIRURGIEN EN CHEF DE L'HOTEL-DIEU
CORRESPONDANT DE L'ACADÉMIE DE MÉDECINE
ET DE LA SOCIÉTÉ DE CHIRURGIE

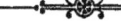

AVIGNON
IMPRIMERIE ADMINISTRATIVE J. CHAPELLE
10-12, rue de l'Hôpital, 10-12

1891

OBSERVATIONS CHIRURGICALES

OBSERVATIONS
CHIRURGICALES

COMMUNIQUÉES

A LA

SOCIÉTÉ DE MÉDECINE DE VAUCLUSE

PAR LE

Dr PAMARD

CHIRURGIEN EN CHEF DE L'HOTEL-DIEU
CORRESPONDANT DE L'ACADÉMIE DE MÉDECINE
ET DE LA SOCIÉTÉ DE CHIRURGIE

AVIGNON
IMPRIMERIE ADMINISTRATIVE J. CHAPELLE
10-12, rue de l'Hôpital, 10-12
—
1891

OBSERVATIONS CHIRURGICALES

COMMUNIQUÉES

A LA

SOCIÉTÉ DE MÉDECINE DE VAUCLUSE

Par le Dr **PAMARD**

DEUX OVARIOTOMIES

SUIVIES DE GUÉRISON

Les deux observations que j'ai l'honneur de communiquer à la Société continuent la série non interrompue de succès que m'a donnés l'Ovariotomie. Ces succès sont dus à l'observation rigoureuse des règles adoptées à l'hôpital d'Avignon et qui se trouvent longuement exposées dans la thèse de mon interne, M. Ormières, et aussi à la façon dont je suis aidé par mon collègue M. Paul Cassin, par M. Troussaint, médecin-major au 58e de ligne, par M. le Dr Isnard, qui est chargé de l'anesthésie et par mon interne, M. Robert.

I

La première malade habite les environs de Boulbon; j'ai été appelé à la voir, au mois de novembre, par mon confrère M. Antoine, de Beaucaire. Elle avait une poussée de péritonite autour d'un kyste volumineux de l'ovaire gauche; après avoir prescrit le traitement classique, il fut convenu que, dès que les phénomènes inflammatoires auraient disparu, elle entrerait dans mon service pour être opérée.

A cause de l'épidémie de grippe, son entrée fut retardée jusqu'au 11 février.

Elle a vingt-neuf ans. Mariée à vingt-un ans, elle a eu un enfant un an après. Depuis lors, elle a eu, à diverses reprises, des douleurs abdominales violentes, pour lesquelles on porta le diagnostic de péritonites localisées.

Il y a un an seulement qu'on a constaté l'existence d'une tumeur dans la fosse iliaque gauche. Cette tumeur est allée toujours croissant, et elle a aujourd'hui le volume d'une tête d'adulte.

Le diagnostic n'était pas douteux, et l'opération décidée fut faite le 17 février 1890.

Les particularités intéressantes à noter furent la déchirure du kyste autour de la plaie faite par le trocart, et la pénétration d'une certaine quantité du liquide chocolat dans la cavité abdominale ; mais ce qui rendit l'opération particulièrement laborieuse, ce furent les adhérences que nous avions prévues, et qui unissaient solidement la paroi du kyste aux organes contenus dans le petit bassin. Elles furent successivement coupées entre deux ligatures au catgut. Le pédicule fut lié à la soie phéniquée.

Je crus devoir enlever l'ovaire droit qui ne me parut pas sain.

Suture du péritoine au catgut. Sutures profondes au fil d'argent. Sutures superficielles au catgut. Iodoforme. Pansement antiseptique légèrement compressif.

Le thermomètre s'éleva à 39° le soir, pendant les premiers jours ; il y eut quelques vomissements bilieux les deux premiers jours ; mais il survint une débâcle intestinale qui fut suivie de la cessation de tous ces accidents.

La malade est alimentée graduellement.

Le premier pansement est fait le onzième jour ; la plaie est complètement cicatrisée.

La malade sort le 22 mars ; elle porte une ceinture hypogastrique.

Je l'ai revue depuis : son état n'a fait que s'améliorer.

II

La seconde malade habite Avignon : elle a eu trois enfants. En octobre 1889, elle ressentit subitement des douleurs violentes dans la fosse iliaque droite, qui furent suivies d'une diarrhée intense pendant trois ou quatre jours.

Depuis lors alternatives de diarrhée et de constipation opiniâtre.

Elle entre à l'hôpital à cause de douleurs intenses siégeant dans la région hypogastrique droite, qui la mettent dans l'impossibilité de travailler.

Un examen attentif permit de constater la présence dans la fosse iliaque droite d'une tumeur ayant le volume du poing, globuleuse et très mobile : elle avait une consistance particulière qui éliminait l'idée de liquide contenu.

Je diagnostiquai une tumeur de l'ovaire et proposai l'opération, qui fut acceptée.

Elle fut faite le 5 avril, et ne présenta de remarquable que sa simplicité. La tumeur fut extraite en totalité.

Les suites furent aussi simples que l'opération elle-même. Au bout de quinze jours la malade était guérie, et moins d'un mois après, elle reprenait son service.

La tumeur était un kyste dermoïde, contenant la matière sébacée et une grande quantité de poils.

NÉPHRECTOMIE PAR LA VOIE LOMBAIRE
MORT PAR COLLAPSUS

Observation recueillie par M. ROBERT, *interne du service.*

V. D..., vingt-neuf ans, tailleuse, de Lirac (Gard).

Père âgé de soixante-neuf ans, vivant et vigoureux : la mère est morte d'une maladie sur laquelle le sujet ne peut donner de renseignements.

Deux frères et deux sœurs en bonne santé.

Dans le jeune âge, conjonctivites palpébrales, croûtes dans les cheveux et engorgements ganglionnaires sans suppuration.

A l'âge de huit ans, chûte, qui a eu des conséquences graves : raideur dans l'articulation coxo-fémorale droite, déviation du bassin qui est plus élevé de ce côté, avec déformation de la colonne vertébrale.

A dix-huit ans, elle a eu une fièvre typhoïde de moyenne intensité.

Il n'y a, chez elle, ni diathèse, ni maladie constitutionnelle.

Elle s'est mariée, il y a trois ans, et la maladie a débuté presque aussitôt après.

Ce furent d'abord des envies fréquentes d'uriner ; l'urine donnait des dépôts blanchâtres, souvent sanguinolents. Il y eût aussi de la diarrhée et des vomissements. Les règles avaient cessé, ce qui avait fait croire à une grossesse : elles n'ont jamais réapparu.

En janvier 1886, à la suite d'un refroidissement, phénomènes aigus, qui l'obligent à garder le lit pendant six mois ; c'est alors qu'elle commence à rendre des urines muco-purulentes.

En juin, elle se lève et essaie de reprendre le travail ; mais, au bout de quinze jours, elle est forcée de s'arrêter ; les vomissements, la diarrhée reparaissent, les urines deviennent plus troubles, elles contiennent des caillots sanguins, qui souvent gênent l'émission de l'urine et exigent des efforts violents pour être expulsés.

Il n'y a jamais eu de coliques néphrétiques ; mais l'attention de la malade et de son entourage commença dès lors à être attirée vers le flanc droit, où on trouvait une tumeur volumineuse et sensible, à ce point qu'une pression un peu forte lui arrachait des cris. Elle ne pouvait pas même s'asseoir sur son lit ; elle devait manger et boire dans le décubitus dorsal.

En mars 1889, tous les symptômes s'exaspèrent : on consulte divers médecins, qui croient, au dire de la malade, les uns à une grossesse, les autres à un kyste de l'ovaire, d'autres à une péritonite.

Les traitements prescrits eurent pourtant quelque utilité, puisque la malade a vu la tumeur diminuer dans des proportions notables, et qu'elle a pu venir jusqu'à Avignon.

Elle entra dans mon service le 22 février 1889. On est tout d'abord frappé par l'aspect cachectique de cette femme amaigrie, au teint jaune-paille, subictérique, à l'aspect souffreteux. Malgré qu'elle ait toujours conservé son appétit, elle pèse à peine cinquante kilos, alors qu'elle en pesait soixante-dix, il y a trois ans.

Elle marche difficilement à cause de son articulation coxo-fémorale, et aussi de la sensibilité du flanc droit ; elle est aussi gênée quand elle veut se relever.

Au repos, pas de douleurs, seulement sensation de pesanteur et tiraillements dans le flanc droit et dans la région abdominale antéro-latérale droite.

La pression dans la région lombaire n'amène que peu de douleur : il en est de même de la toux.

On trouve, dans la partie droite de l'abdomen, une tumeur irrégulière, ayant au moins le volume d'une tête de fœtus à terme, présentant des bosselures ; elle s'étend du rebord des fausses côtes jusqu'à la crête iliaque, et de l'ombilic jusqu'à l'épine iliaque antérieure et supérieure. La tumeur se délimite assez bien, elle présente une certaine résistance. Avec une main placée en arrière et l'autre en avant, on a la sensation de soulèvement de la tumeur, et on constate la fluctuation, obscure toutefois.

Les mouvements du diaphragme, soit dans la toux, soit dans une grande inspiration, n'ont aucune influence sur la tumeur.

Celle-ci est nettement limitée par la percussion ; elle n'a aucun rapport avec le foie, qui ne dépasse pas le rebord des fausses côtes, et dont elle est séparée par une zone sonore.

Sur sa face antérieure, on trouve une bande sonore, qui correspond au colon ascendant.

Elle n'a aucun rapport avec les organes génitaux, qui sont normaux.

Les *poumons* respirent bien aux sommets. A la base droite diminution notable du murmure vésiculaire, rales muqueux, un peu de toux sans expectoration notable. Jamais de sang dans les crachats.

Les bruits du *cœur* sont normaux à la base. A la pointe, le premier bruit est prolongé, rapeux et légèrement soufflant, ce qui doit être attribué à l'anémie.

La matité *hépatique* est normale, aussi bien que la matité *splénique*.

Le cathétérisme de l'uretère a été tenté : c'est le procédé de Pawlick qui a été employé, en se servant d'une sonde en gomme rigide et d'un petit calibre. Il a été facile de s'engager dans l'uretère gauche, et il s'est écoulé de l'urine louche : nous avons pensé que cette urine venait de la vessie. Les évènements ultérieurs prouvèrent qu'il n'en était rien.

La malade, incapable de tout travail, de toute occupation, demande à être délivrée par une opération.

Après de longues hésitations, nous nous décidons pour la néphrectomie par la voie lombaire. Elle est décidée pour le 7 mars.

La veille, la malade prend un grand bain au sublimé.

A quatre heures du matin, lavement purgatif.

A huit heures du matin, injection au bras de un centimètre cube de solution de chorhydrate de morphine, à $\frac{0,20}{20}$

A neuf heures et demie, la malade est transportée sur le lit d'opération.

Chloroformisation. — Des pulvérisations phéniquées à 40 °/₀₀ avaient été faites toute la matinée dans la salle d'opération et ont continué pendant l'opération, qui a duré deux heures.

Désinfection du champ opératoire avec la solution de sublimé $\frac{1}{1000}$ Les jambes de la malade ont été enveloppées de coton, pour empêcher le refroidissement.

La malade est couchée sur le flanc gauche, deux draps d'alèze repliés en forme de coussin sont placés sous elle, pour faire saillir la région lombaire droite.

Une incision des téguments est faite au bistouri, partant de la partie inférieure de la onzième côte et dépassant en bas le bord de la crête iliaque.

L'incision se trouve à 0,08 en dehors de la ligne des apophyses épineuses.

La peau, le tissu cellulaire sous-cutané divisés, le fascia superficialis, le feuillet aponévrotique qui recouvre la masse commune des muscles vertébraux, le muscle sacro-lombaire, le feuillet postérieur du muscle transverse, le carré des lombes, l'aponévrose profonde du carré des lombes, sont incisés tour à tour.

Après la section de cette aponévrose qui est très dure, on arrive sur la capsule adipeuse du rein.

Pour se donner un plus grand jour, M. le docteur Pamard réséque sous périostiquement, 0,03 de la douzième côte ; sur la première incision est tracée une nouvelle incision à angle droit, incision de Le Dentu.

A ce moment, il se produit une petite hernie de l'épiploon par section du péritoine ; cette séreuse est suturée de suite. En haut, on aperçoit le diaphragme, dont on suit les mouvements lors de la respiration.

Les artérioles qui donnent, sont ligaturées ou tordues. En cherchant à délimiter la tumeur et à contourner ses faces, on voit du pus faire irruption par la plaie. C'est une poche superficielle de la tumeur rénale qui s'est rompue. Ce pus est très fétide.

Avec l'aiguille de Deschamps, un fil est passé dans le tissu du rein et on exerce des mouvements de traction de bas en haut.

Une nouvelle poche se rompt, et donne encore du pus. Les deux poches réunies ont fourni environ 400 grammes de pus. On cherche alors le hile du rein.

Au-dessous de la deuxième poche, qui avait le volume d'une grosse orange, on porte deux ligatures avec de gros fils de soie sur la partie inférieure des tissus rénaux saisis et ensuite deux ligatures en chaîne. Une incision avec des ciseaux est faite entre deux ligatures, et la tumeur est extraite.

Désinfection de la plaie avec la solution au sublimé et ensuite avec la solution phéniquée 50 °/₀₀. Semis de poudre d'iodoforme ; deux tampons de gaze iodoformée sont placés dans la plaie ; des bouts de cette gaze, sortent hors de la plaie pour pouvoir être retirés facilement. Les fils de soie sont aussi tirés en dehors et réunis aux bouts saillants de gaze iodoformée ; ils vont servir au drainage de la plaie. Les lèvres de la plaie sont réunies et suturées au crin de Florence.

Un pansement antiseptique est institué : gaze iodoformée, gaze phéniquée, gutta-percha, coton phéniqué.

Après l'opération, la malade se réveilla assez vite et assez facilement ; elle reprit ses sens et sa connaissance, mais elle resta très abattue ; transportée dans son lit, elle répondait bien aux questions qu'on lui posait, mais elle était dans un état de torpeur assez prononcé ; elle ne pouvait se réchauffer. Quelques vomissements bilieux. Température axillaire ; à trois heures de l'après-midi, 35°.

Potion stimulante : Rhum, teinture cannelle, six grammes. Des linges chauds sont appliqués sur le ventre et le thorax. Une bouillotte d'eau chaude aux pieds.

Sondée à 3 heures de l'après-midi, elle rendit un peu d'urine et du pus.

Le pouls, à la même heure, battait 75 à la minute, mais était filiforme.

Dans la soirée, collapsus, refroidissement des extrémités. Application générale de *linges chauds*, *Elixir Grande-Chartreuse*, quatre seringues de Pravaz, pleines d'éther, en injections hypodermiques. Respiration artificielle, méthode Sylvester. Marteau de Mayor. Tout est inutile et, à sept heures et demie du soir la malade rend le dernier soupir.

Autopsie, 8 mars, trois heures après-midi : L'autopsie démontre que le rein droit a été totalement enlevé, sauf une petite poche qui a été disséquée en avant du pédicule. Le pédicule comprenait, dans sa ligature, la veine et l'artère rénales. Tout autour du rein droit, on rencontre des adhérences, des épaississements du péritoine ; en quelques points, des productions cartilagineuses dans le tissu péritonéal ; des adhérences très épaisses avec la face antéro-externe du foie, des traces de péritonites anciennes, des adhérences avec le colon, le grand épiploon et la vésicule biliaire.

Le rein gauche est atteint également : ouvert, il laisse couler une grande quantité de pus fétide ; les bassinets sont distendus et les calices également ; un calcul est trouvé dans la substance corticale. Ce calcul est de la grosseur d'une noisette, blanc, à arêtes vives, à angles saillants et d'une dureté extrême.

L'uretère gauche est énormément distendu.

La rate et le foie, de volume à peu près normal, ont contracté des adhérences multiples avec les parties voisines.

Le cœur a subi un commencement de dégénérescence graisseuse.

La base du poumon gauche présente quelques tubercules passés à la période de crétification.

La base du poumon droit présente des tubercules agglomérés à la période de suppuration.

On trouve un peu de liquide séreux dans la cavité péritonéale.

L'utérus est atrophié dans sa totalité ; le col n'est pas conique.

OSTÉO-SARCOME DU MAXILLAIRE INFÉRIEUR GAUCHE

Resection d'une moitié de l'os

Observation recueillie par M. ROBERT, interne du service

B*** Antoine, quarante-un ans, cultivateur, domicilié à Mouriès. Entré à l'hôpital Sainte-Marthe le 13 février 1889.

Pas d'antécédents héréditaires. Débuts remontant à un an et demi environ ou deux ans. Apparition au début d'une petite tumeur sur le bord gingival interne gauche. Douleurs dans la mastication ; céphalées assez intenses. Les ganglions sous-maxillaires ne sont pas atteints.

Opération le 16 février 1889.

Anesthésie sous le chloroforme. Le malade est rasé, la région désinfectée. Incision sur le milieu de la lèvre inférieure, au-dessous de la commissure et sans l'intéresser, incision qui descend jusque vers la région antérieure de l'apophyse myloïde : l'incision suit le bord inférieur de la branche horizontale du maxillaire inférieur gauche : l'artère faciale est sectionnée entre deux ligatures ; de petites artérioles sont liées avec des fils de soie. Le maxillaire inférieur est dénudé avec le détache-tendons jusqu'à sa partie supérieure et sa double articulation. Ablation des deux incisives. Section de l'os avec la scie à chaînes dans sa partie médiane antérieure. Un fort davier sert à saisir l'extrémité externe de l'os, et par un effort de torsion de dedans en dehors, et d'arrière en avant, le maxillaire gauche est luxé et détaché de son articulation supérieure ; mais l'apophyse coronoïde se brise vers son col et est laissée en place. La glande sous-maxillaire qui n'est pas malade est respectée.

On ne trouve pas de ganglions engorgés. Hémostase et désinfection de la plaie chirurgicale. Sutures avec des fils de soie des lèvres de la plaie. Un tampon de gaze iodoformée est abandonné dans la cavité, comblée auparavant par le maxillaire inférieur gauche. Pansement antiseptique rigoureux : bandage roulé de la tête et du cou.

Légère hémorragie dans la journée qui suit l'opération. Le 17 février, le malade va bien ; il commence à avaler un peu de lait et de bouillon. Il n'a pas eu de fièvre.

Premier pansement, 19 février : La plaie est cicatrisée. On change le tampon de gaze iodoformée.

Le malade part guéri le 4 mars ; il conserve encore un tampon de gaze iodoformée qu'il viendra se faire enlever ultérieurement.

Quelque temps après, le succès est complet : la déformation est légère, la mastication n'est pas entravée du côté sain, et une bride de tissu fibreux, renforçant le périoste conservé, qui s'est hypertrophié, remplace le maxillaire inférieur gauche réséqué.

La pièce anatomique est conservée dans l'alcool absolu. Une tumeur de nature sarcomateuse bourgeonnante déborde de chaque côté du maxillaire inférieur enlevé. Cette tumeur tient par des filaments épais des racines, au niveau des alvéoles de la canine et des prémolaires.

Tout autour de la tumeur, l'os présente une coloration brunâtre et une assez grande friabilité.

J'ai revu le malade plusieurs mois après, une bride fibreuse remplace la portion enlevée ; elle présente assez de solidité pour que la mastication soit relativement facile et pour que l'opéré refuse un appareil prothétique.

(*) CRAYON INTRODUIT DANS LA VESSIE

FISTULE VÉSICO-VAGINALE AVEC CALCUL. FISTULE VÉSICO-INTESTINALE

Le 1er février dernier, je reçois dans mon service une malheureuse fille de trente-quatre ans, qui m'est envoyée d'une ville des environs. Elle accuse une incontinence absolue des urines, et des douleurs aiguës siégeant dans le bas-ventre. Il n'est pas difficile de lui faire avouer qu'un crayon introduit par accident dans la vessie est la cause de tout le mal. L'accident remonte à plus d'un an, 14 janvier 1889. Pendant une semaine le corps étranger a été supporté sans souffrances ; puis celles-ci se sont montrées avec une intensité variable ; l'incontinence d'urine date de plus de six mois. Le diagnostic ne me paraît pas douteux, le corps étranger est devenu le noyau d'un calcul et a déterminé, comme dans un cas que j'ai communiqué à la Société, une fistule vésico-vaginale.

Le 5 février, la malade ayant été chloroformée, est placée au bord du lit. Dès que les grandes lèvres

---

(*) Cette observation a été communiquée à la Société de Chirurgie dans la séance du 16 avril 1890.

sont écartées, on aperçoit une masse ovoïde, grenue, blanchâtre, qui refoule devant elle l'hymen intact et se continue dans le vagin. C'est un calcul phosphatique enrobant l'extrémité du corps étranger.

Avec les doigts aidés d'une pince, il me fut facile, en déchirant l'hymen, d'extraire ce calcul volumineux (plus de 6 cent. en hauteur et 4 cent. d'épaisseur) et à sa suite le crayon, qui avait une longueur dont nous fûmes stupéfaits, 14 centimètres.

A ce moment, il nous fut facile de constater l'existence d'une large fistule vésico-vaginale. La paroi était complètement détruite à gauche ; on en retrouvait à droite une portion notable. En arrière 3 à 4 centimètres de cloison étaient conservés, et le doigt introduit dans la vessie arrivait à sentir la région postérieure du trigone et l'embouchure des uretères. En avant elle avait complètement disparu.

En présence de pareils désordres, on ne pouvait songer à une restauration de la paroi vésico-vaginale, un seul moyen me parut possible, la suture; je la proposai à la malade, qui l'accepta, et l'opération fut faite le 10 février. La malade avait été préalablement purgée, rasée, lavée au sublimé.

Les dimensions du crayon, et ce fait que, sur une longueur de 8 centimètres, sa surface ne présentait aucun dépôt calcaire, m'avaient donné à penser que cette partie s'était logée en dehors de la vessie. Je profitai, pour m'éclairer, du sommeil anesthésique. Mon doigt introduit dans la vessie trouva sur la paroi en arrière et en haut, et un peu à droite une perte de substance arrondie, dans laquelle je pus facilement engager une sonde de femme, qui ramena un liquide brun-verdâtre, d'aspect huileux, ressemblant à de la bile altérée. Un hystéromètre s'enfonça sans difficulté à 7 centimètres et demi. Le fait de la pénétration du crayon par son bout pointu dans la cavité abdominale était démontré, et nous fûmes tous conduits à penser qu'il y avait une fistule de l'intestin, en même temps que nous nous étonnions de la tolérance du péritoine pour ce corps étranger, qui n'était guère aseptique.

L'existence de la fistule ne me parut pas devoir faire reculer l'opération projetée, et j'y procédai de la façon suivante, qui m'a donné un excellent résultat l'an dernier dans un cas de fistule vésico-vaginale obstétricale irréparable.

Je fais tout autour de l'orifice vaginal une incision curviligne, concentrique à cet orifice. Je dissèque ensuite de dehors en dedans, et j'obtiens un lambeau ayant environ 2 centimètres et demi de hauteur sauf à la partie antérieure. La face muqueuse du lambeau est repoussée en arrière (c'est elle qui sera en contact avec l'urine) dans le vagin, et ses surfaces cruentées sont adossées et suturées au moyen de catgut fin.

Les surfaces avivées sont ensuite rapprochées par deux étages de sutures. Pansement iodoformé. Toutes les deux heures une pilule contenant 0^{gr} 01 extrait thébaïque ; 4 grammes de naphtol-β dans la journée. Le cathétérisme est pratiqué toutes les quatre heures.

Les premières vingt-quatre heures se passèrent sans incident ; mais le lendemain dans la matinée, le thermomètre monte à 40°, la malade se plaint d'une toux fatigante, convulsive. L'auscultation révèle de nombreux râles muqueux, sifflants et ronflants, surtout à droite. Pas de douleurs au côté. Crachats à peu près nuls.

Il n'y a pas de doute : notre opérée, quoique placée dans une chambre particulière, a contracté la grippe qui sévit avec intensité dans notre hôpital.

Le soir, T. 40°,2. Douleurs de tête très accusées.

Le 12 février, T. le matin, 39° ; le soir, 39°, 7. La toux augmente ; quelques crachats muco-purulents. Nausées. Le ventre reste souple et insensible.

Les vomissements apparaissent et résistent à toute médication. Les sutures cèdent et laissent couler l'urine.

L'affaiblissement augmente, et la malade succombe le 17, à 4 heures du matin.

Autopsie faite par mon interne M. Durbesson. Les sommets des deux poumons sont farcis de tubercules ulcérés sur certains points, surtout à droite. Le reste des poumons n'a pu être examiné.

Les surfaces d'avivement ne sont pas réunies : elles sont recouvertes d'une masse grisâtre. Deux fils de la suture profonde ont lâché prise.

De la région postéro-supérieure droite de la vessie part un canal à minces parois, creusé d'abord au sein de la paroi vésicale très épaissie, puis d'une bride celluleuse allant de la vessie à la surface d'une anse d'intestin grêle voisine. Là ce canal se continue sous forme d'un tunnel creusé entre la séreuse et la musculeuse. En un point de ce trajet se trouve un orifice de communication avec la cavité intestinale.

De l'intestin grêle à la face antérieure du cœcum s'étend une seconde bride celluleuse, dans laquelle le trajet fistuleux se poursuit, pour venir se terminer en cul-de-sac sur le cœcum.

Le travail de péritonite adhésive, qui a donné naissance aux deux brides canalisées formées autour du crayon, est resté rigoureusement localisé. Nulle part ailleurs, en effet, on ne trouve la moindre trace d'inflammation péritonéale, sauf quelques adhérences de peu d'importance, existant dans le cul-de-sac de Douglas.

www.ingramcontent.com/pod-product-compliance
Lightning Source LLC
Chambersburg PA
CBHW060532200326
41520CB00017B/5213